APPRÉCIATIONS MÉDICALES

SUR LE

TRAITÉ DE LA VIEILLESSE DE CICÉRON

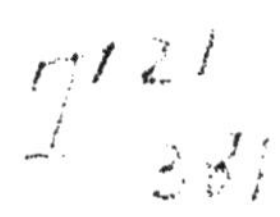

APPRÉCIATIONS MÉDICALES

SUR LE

TRAITÉ

DE LA

VIEILLESSE DE CICÉRON

Par M. ALEXANDRE

Docteur en médecine, Officier de la Légion d'Honneur, etc.

Mémoire lu à l'Académie d'Amiens le 14 Juin 1867.

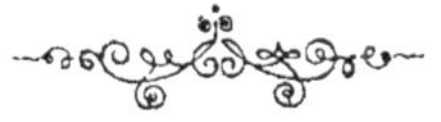

AMIENS

TYPOGRAPHIE DE E. YVERT, RUE DES TROIS-CAILLOUX, 64

1868

APPRÉCIATIONS MÉDICALES

SUR LE

TRAITÉ DE LA VIEILLESSE DE CICÉRON

Par M. ALEXANDRE,

Docteur en médecine, Officier de la Légion d'Honneur, etc.

Mémoire lu à l'Académie d'Amiens le 14 Juin 1867.

MESSIEURS,

Vous aurez tous fait la remarque qu'autour de nous, parmi les hommes avec lesquels nous avons des rapports quotidiens, nous en trouvons qui sont doués d'un bon sens hors ligne qui fait que, même en dehors de ce qui regarde leur profession, ils raisonnent sainement des choses de notre spécialité. quelle qu'elle soit, pourvu qu'ils n'y pénètrent pas trop avant. C'est généralement avec un sentiment de satisfaction que l'on rencontre ces esprits bien doués et avec lesquels il est toujours facile de s'entendre. Mais ce don de l'universalité est bien plus ordinaire et plus remarquable encore chez les hommes supérieurs, en quelque genre que ce soit. Ceux-ci savent une foule de choses qu'ils n'ont pas apprises et parfois même assez bien pour en tirer quelque lumière dont les autres pourront profiter.

Ils sont arrivés là, non par les moyens ordinaires: mais par intuition ou connaissance immédiate. Cette autre manière de connaître la vérité la confirme et vient ainsi à l'appui des autres moyens qui nous la font acquérir, comme la preuve en arithmétique vient, par un autre mode d'opération, vérifier l'exactitude d'un calcul.

Si j'ai dit que ces hommes hors ligne dans le travail de la pensée arrivent à connaître bien des choses par intuition, ce n'est pas que j'ignore qu'ils y sont aidés aussi, et surtout, par le goût qui les pousse à tout étudier, à tout connaître. C'est dans ce cas justement que se trouvait Cicéron, « car, comme le disent Plutarque et Amyot ses historiens, « il embrassait toute sorte de savoir, et n'y avait « art, ny science quelconque libérale qu'il dédai-« gnast. » On pourrait dire la même chose de Montaigne, La Fontaine, Voltaire et de bien d'autres.

Cette remarque, je l'avais faite aussi comme vous, Messieurs; elle m'avait donné plus d'une fois l'idée de prendre dans l'œuvre de l'un de ces grands hommes, de Voltaire par exemple, de cet esprit placé sans conteste au premier rang parmi ceux que le sens droit distingue, ce qui a rapport à la médecine et, d'en faire, avec commentaire, l'objet d'une lecture. J'avais même amassé quelques matériaux pour cela. On aurait pu faire la même chose avec le livre de Montaigne auquel on pourrait bien appliquer *le tout est dans tout* de Jacotot ; ou encore avec l'œuvre de La Fontaine qui renferme aussi tant de choses et un poème sur le quinquina. J'avais aussi pensé à Cicéron.

Mais dans la sphère de l'intelligence comme sur le globe que nous habitons, où donc peut-on poser le pied sans rencontrer les pas d'autres chercheurs qui ont passé là avant nous? Que dis-je, des pas? C'est parfois déjà une voie frayée ou un chemin large et fréquenté. C'est justement ce qui m'est arrivé à l'endroit de Cicéron. Comme l'idée d'y glaner à mon point de vue me revenait de loin-à-loin, me proposant de la travailler à mon temps et remettant de jour en jour, comme on le fait trop souvent, je fus frappé un jour par ce titre d'un livre assez récemment fait (1862) : *Cicéron médecin, étude médico-littéraire. par le docteur Menière*. Ce médecin m'avait donc prévenu. Mais ce n'était pas tout encore comme vous l'allez voir.

Menière qui était fort lettré (comment donc, lui médecin, avait-il pu faire pour l'être autant?) avait, pour écrire son livre de près de 400 pages, ma foi! non-seulement relu avec soin l'œuvre entière de Cicéron, mais encore il avait recherché dans toute la littérature médicale, et ramassé soigneusement, ce qui avait quelque analogie avec le travail qu'il entreprenait. Il avait trouvé, dans la bibliothèque médico-historique de Choulant, un livre fait en 1711 par Berger, ayant pour titre : *de Cicerone medico*. Il avait trouvé trois ou quatre thèses sur le même sujet soutenues à l'Université d'Iéna en 1710, 1711, 1734 et 1750: puis à l'Université d'Upsal, où régnait notre grand Linné, une thèse d'histoire naturelle dont tous les arguments sont pris dans Cicéron. Menière cite encore un travail dû à Hiéron : « *De medica facultate in M. T. Cicerone comperta*. » Puis il cite du professeur Goulin « *sa dissertation sur un passage de Cicéron relatif à la médecine*, 1779. Puis enfin Birkholz, doyen de la Faculté de médecine de Leipzig : « *Ciceron medicus. hoc est selecti à Ciceronis operibus etc.*, 1806. Comme vous le voyez, Messieurs, ce n'était plus quelques pas seulement que je trouvais sur le terrain où je croyais passer le premier : c'était un chemin bien frayé, c'est même une grande route. Auriez-vous jamais cru que Cicéron eût tant écrit sur la médecine? Est-ce que le bonnet de docteur, selon vous, ne lui siérait pas aussi bien qu'à beaucoup d'autres?

Mais il semble qu'il en soit parfois d'une idée comme de la maladie : sporadique, quand elle naît çà et là, isolément: épidémique, quand elle se trouve chez un grand nombre de personnes en même temps. Ainsi l'idée de relever et de commenter ce qu'il y a de médical dans un ouvrage non médical a été passablement exploitée depuis quelques années.

Menière avait déjà fait en 1858 *ses études médicales sur les poëtes latins*, un in-octavo de 450 pages.

En 1862, peu de temps après la mort de ce médecin, la *Gazette médicale* publiait de lui : *les consultations médicales de Madame de Sévigné*. C'était tout ce qui avait trait à la médecine trouvé dans les lettres de cet écrivain. Son *Cicéron médecin* est aussi de 1862. En 1865, M. Daremberg publiait : *La médecine dans Homère, ou études d'archéologie sur les médecins, l'anatomie, la physiologie, la chirurgie et la médecine dans les poëmes d'Homère*. La mine était riche, comme vous le voyez, Messieurs, aussi l'exploita-t-on hardiment.

Maintenant l'embarras est grand. Que faire quand on ne peut mettre le pied là où déjà quelqu'un ne soit passé ? Il n'y a pas de milieu : il faut suivre les sentiers battus, en cherchant si ceux qui sont passés avant nous ont tout vu ou tout dit. Et puis ne peut-on pas compter sur la variété des esprits, qui fera toujours que sur un objet d'art, un sujet littéraire, un visage, une idée, un événement ou tout autre chose, les appréciations ne seront jamais les mêmes?

Je vais donc cheminer dans la voie qu'a prise Menière, mais sur un petit parcours, et vous entretenir quelques instants du traité *de la Vieillesse*, mais au point de vue purement médical, selon mon premier dessein. Ce n'est pas ce qu'a fait Menière; car en commentant dans les livres de Cicéron tout ce qui est relatif à la médecine, il se livre encore à des appréciations littéraires, philologiques et archéologiques, appréciations pleines d'intérêt assurément, mais qui auraient dû trouver leur place autre part. Fallait-il ensuite, comme il le fait, citer et commenter tout ce qui a trait à la médecine, de près ou de loin, ne fût-ce qu'un mot, qu'un proverbe? Je ne le pense pas. Jugez-en Messieurs, par un ou deux exemples que je prends dans un autre ouvrage: ses études médicales sur les poëtes latins.

Dans une comédie de Plaute intitulée *le Persan*, un esclave, nommé Sagaristion, a placé sur son épaule, recouvert par son manteau, un sac d'argent qu'il apporte à Toxile pour l'aider à racheter une esclave, son amante.

Toxile, aperçoit la saillie formée par le sac; il y porte la main en disant: « Quelle est cette enflure que tu as au bas du cou? » *Quid hoc heic in collo tibi tumet?* L'autre répond en plaisantant: « douce-« ment, c'est un abcès, et je souffre quand on y « touche sans précaution. *Vomica st pressare parce;* « *nam ubi qui mala tetigit manu, dolores cooriuntur.*

« Depuis quand est-il venu? — Aujourd'hui « même. — Fais toi opérer: *Secari jubeas.* » Mais Sagaristion ne manque pas de dire: « Je crains « qu'on l'ouvre avant qu'il soit à maturité, et que « le mal augmente » Voici comment Menière commente ce passage. « On croirait, dit-il, entendre « deux Français de notre époque. Cette maturité « des abcès est toujours le grand argument de ceux « qui craignent le bistouri. » Là où Menière ne voit que la poltronnerie d'un malade qui craint le bistouri, poltronnerie assez naturelle, convenons-en, et qu'il retrouve dans les Français de notre temps, toutes choses vraiment non médicales et nullement scientifiques, je trouve une situation tout-à-fait comique En effet, ne voit-on pas que Sagaristion se fait un jeu de laisser ignorer a son ami que cette saillie du cou qui l'occupe tant, est justement l'argent qui va combler ses vœux. « Doucement, « dit-il, afin d'éloigner la main de son interlocuteur, « c'est un abcès et je souffre quand on y touche « sans précaution. — Fais-toi opérer, dit l'autre. « — Je crains qu'on l'ouvre avant maturité et que « le mal augmente. » Ce langage équivoque, qui s'applique aussi bien à un abcès qu'au sac d'écus, langage que le personnage tient avec une malice dont le spectateur est complice, est d'un vrai comique qui devait exciter le rire ; Plaute prolonge même cette scène comique lorsqu'il fait dire par Sagaristion à Toxile : « éloigne toi, et prends garde aux coups « de corne. — Comment, dit l'autre? — C'est qu'il « y a une paire de cornes dans ce sac. » Le spectateur rit de plus en plus parce qu'il sait avant Toxile que Sagaristion a volé à son maître cet argent destiné par lui à l'achat de deux bœufs. Toxile est au comble du bonheur quand il apprend enfin que ce sac contient l'argent que dans sa folie amoureuse il avait demandé à tout le monde, sans l'obtenir. Et tout cela, comme vous le voyez, Messieurs, ressortit bien plus à l'art de la comédie qu'à celui des médecins. Citons encore une scène, qui nous paraît assez malheureusement choisie parce qu'elle n'a aucun trait à la médecine. Cette scène est prise dans le *Soldat fanfaron*, encore une comédie de Plaute.

Un amant Pleusides, retrouve la femme qu'il adore et qu'il croyait perdue: celle-ci, au comble de l'émotion, paraît s'évanouir. Pleusides cherche à la faire revenir, et le jaloux surveillant s'offusque de ses soins. « Leurs têtes sont trop rapprochées, dit-il; « leurs bouches sont comme soudées ensemble « *labra labellis ferruminant.* » Le jeune homme allègue pour motif « que l'attaque ayant été vio- « lente, il voulait savoir si la patiente respirait « encore » Et alors le fâcheux réplique avec aigreur: « C'est ton oreille que tu aurais dû appliquer et « non ta bouche ». Pour moi, Messieurs, je vois là encore une situation tout-à-fait comique dans l'état de ce jaloux, tourmenté, et rien de médical, pas même ce prétexte d'abcès dont il s'agit dans la comédie *du Persan*. Menière voit avec d'autres yeux. « La distinction est lumineuse, dit-il ; il fallait « *ausculter.* » et il souligne ce mot « L'auscultation « est là en germe » ajoute-t-il « pour naître après « des siècles. » Voir là le germe de l'auscultation, cette pratique inventée de notre temps par l'illustre Laënnec, pratique qui consiste dans l'exploration par l'oreille, des bruits normaux et anormaux qui se font dans la poitrine, le bas-ventre, quelquefois même dans la tête, soit en santé, soit en maladie, me paraît par trop fort. On verrait l'idée première de l'auscultation dans la succussion de la poitrine telle que la pratiquait Hippocrate, pour provoquer par la secousse, des bruits dus à la présence simultanée de l'eau et de l'air dans cette cavité, bruits que l'oreille perçoit à distance, je le comprendrais, parce que il y a là une certaine analogie qui peut conduire l'esprit de l'une à l'autre de ces choses. Hippocrate, du reste, était bien plus près encore d'inventer l'auscultation ou plutôt ne l'inventait-il pas quand il appliquait immédiatement l'oreille sur la poitrine? C'était même aussi et déjà pour apprécier la force des battements du cœur: et pourtant la découverte de Laënnec ne se fait que deux mille ans plus tard! Nous pardonnerez-vous, Messieurs, de critiquer ainsi Menière, soit sur le choix de quelques-unes de ses citations, soit sur ses appréciations, mais en reconnaissant toutefois le mérite de l'auteur et tout ce qu'il a d'intéressant dans ses œuvres? Seulement en faisant autrement il ne serait pas tombé dans la faute que lui-même reproche au professeur Birkholz; car pour faire tant de médecine avec les idées plus ou moins médicales que l'on trouve dans Cicéron, ou les poètes latins, pour en faire deux volumes de 400 à 500 pages chacun, il a fallu souffler la matière; et c'est un grand défaut, un défaut trop commun au temps où nous vivons. N'écrivons que quand nous avons quelque chose de neuf à dire (à moins que ce ne soit à l'Académie d'Amiens où le règlement veut, bon que malgré, que l'on parle ou que l'on écrive à son tour) ; disons en peu de mots ce que nous avons à dire, raccourcissons nos chapitres, faisons des volumes moins épais, et en rendant par cela même plus saillantes les idées que nous voulons répandre, nous épargnerons à ceux qui nous lisent, le temps, ce bien inestimable et pourtant toujours gaspillé.

C'est sous forme de dialogue, vous vous le rappelez, Messieurs, que la question de la vieillesse est traitée dans ce livre de Cicéron. Les interlocuteurs sont Caton l'ancien, Lélius et Scipion Émilien. On comprend que l'écrivain mette ce qu'il veut dire sur la vieillesse dans la bouche de Caton l'ancien qui vivait un siècle avant lui ; d'abord pour la vraisemblance, Caton plus qu'octogénaire avait conservé toute son activité de corps et d'esprit;puis parce que dans cette vie si honorable et si longue de Caton, Cicéron pouvait se reconnaître par l'analogie des situations. Caton travaille à ses *origines* comme Cicéron à ses œuvres de *philosophie*. L'un et l'autre recueillent les monuments de l'antiquité; tous deux rédigent les plaidoyers qu'ils ont prononcés dans des causes célèbres: tous deux consuls, tous deux augures, ils avaient tous deux fait la guerre dans leur jeunesse : (chez les Romains avoir fait la guerre, était pour ainsi dire une espèce de baccalauréat pour les hommes qui aspiraient aux emplois publics); tous deux encore, dans leur vieillesse, cultivaient les lettres grecques; enfin Cicéron adorait la vie des champs et Caton avait fait son traité : *de re rusticâ.*

Le meilleur guide, à chaque âge, est la nature. C'est celui de Caton ; c'est là son secret pour bien supporter la vieillesse. Répondant à Scipion et à Lélius qui admirent que jamais la vieillesse ne lui est à charge, quand elle est si odieuse à la plupart des vieillards, qu'ils en trouvent, à leur dire, le fardeau plus lourd que celui de l'Etna, il leur dit : « Vous « admirez là, Scipion et Lélius, un mérite qui certes « ne coûte pas beaucoup. Tous les âges sont insup- « portables à ceux qui ne trouvent en eux-mêmes « aucune ressource pour orner et remplir leur exis- « tence; mais pour qui sait trouver en soi tous ses « biens, les diverses conditions de notre nature où « le cours des choses nous amène ne sont jamais des « maux. Telle est en première ligne la vieillesse, « que tous souhaitent d'atteindre et qu'ils accusent « dès qu'ils y sont parvenus, tellement est incons- « tante et inique l'humeur insensée des hommes... « Si vous admirez ma sagesse, dit toujours Caton, « je vous dirai qu'elle consiste tout entière à tenir « la nature pour le meilleur des guides, à la suivre « et à lui obéir comme à un Dieu. Il n'est pas vrai- « semblable qu'après avoir si bien disposé les autres « âges de la vie, elle en ait, comme un mauvais « poète, négligé le dernier acte. Il fallait bien qu'il « y eût un terme et que la vie, mûrie comme le fruit « de l'arbre ou le grain de la terre, s'amollît et se

« courbât sous le poids du temps. Cette nécessité « doit être douce au sage. Faire comme les géants « la guerre aux Dieux, qu'est-ce autre chose, si ce « n'est s'irriter contre les lois de la nature? »

On voit par ces quelques lignes que dans les temps anciens aussi il était besoin de leçons pour apprendre à vieillir. Il en est encore ainsi dans les temps modernes: « peu de gens savent être vieux, » dit La Rochefoucauld.

Enfin, selon Caton, c'est toujours la nature qui est le meilleur guide en ces choses. Cicéron invoque souvent dans ses écrits le témoignage de la nature: en cela il se rapproche des médecins les plus sages de tous les temps. Voyez ce qu'il dit encore dans son traité de l'amitié: « Mais tandis que cette même « nature nous fait connaître par tant de signes ce « qu'elle veut, ce qu'elle recherche, ce qu'elle « désire ardemment, je ne sais comment il se fait « que nous fermions l'oreille et ne voulions pas « entendre ce qu'elle nous crie. »

Cicéron cite comme types quelques vieillards que l'âge semblait n'affaiblir en rien; Massinissa, par exemple, qui avait le corps le plus dispos du monde à 90 ans, montait à cheval ou faisait route à pied, quelque temps qu'il fît. Il cite encore cet Appius qui avait quatre fils grands garçons, cinq filles, une légion d'esclaves, des clients sans nombre et gouvernait ce monde, tout vieux et aveugle qu'il était; car il tenait toujours son esprit tendu comme un arc et ne fléchissait pas sous le poids de la vieillesse. L'histoire nous fait connaître à toutes les époques des hommes de la même trempe que ces beaux vieillards de l'antiquité; et on en trouverait aussi parmi nos contemporains auxquels on pourrait appliquer ces sages paroles de Cicéron : « Un vieillard est toujours honoré quand « il sait faire compter avec lui, quand il maintient « ses droits, ne se rend l'esclave de personne et « conserve jusqu'à son dernier souffle toute son « autorité sur les siens. »

C'est par l'exercice et la tempérance, dit Cicéron, que ces beaux vieillards sont arrivés à conserver quelque chose de la jeunesse. Là le grand écrivain fait bel et bien de la médecine et de la meilleure, celle qui prévient les maux. Voyez plutôt. « Il faut « lutter contre la vieillesse, Lélius et Scipion, dit « Caton, il faut disputer le terrain à la décrépitude « et combattre l'envahissement de ce mal, comme « on combat toute autre maladie. Nous devons, « nous autres vieillards, des soins à notre santé, « faire quelques exercices modérés, manger et « boire avec discrétion, réparer nos forces, mais « non les étouffer. » Ici nous remarquerons en passant que c'est dans ce même chapitre et non dans un livre d'hygiène fait par un médecin, que Molière qui, comme vous le savez, prend son bien où il le trouve, prenait cette maxime qu'Harpagon trouve si belle et goûte si bien qu'il la fera mettre en lettres d'or sur la cheminée de sa salle à manger :

« *Il faut manger pour vivre et non pas vivre pour manger.* » Cicéron dit : « *Esse oportet ut vivas; non vivere ut edas.* »

Caton ne veut pas que l'on veille seulement à la santé du corps, mais aussi, et surtout, à celle de l'esprit et de l'âme ; « car il en est, dit-il, de la vie « de l'esprit comme de la flamme d'une lampe ; il « faut l'entretenir et y verser de l'huile, autrement « à la longue elle s'éteint. »

Ainsi, comme vous le voyez, Messieurs, Cicéron fait toujours de l'hygiène pour le corps et même pour l'esprit. Et ces excellents conseils d'hygiène de l'intelligence et du corps sont applicables à tous les âges. Voyons donc les différences, pour l'intellect, qui se trouvent chezles hommes,quelsque soient leur âge et leur condition, entre ceux qui lisent et ceux qui ne lisent pas. La sécheresse d'esprit chez les uns, la variété, l'agrément, l'ornement même chez les autres! Les idées appelent les idées ! Nous ajouterons encore aux remarques de Cicéron que non seulement le corps et l'esprit ne se développent pas s'ils manquent d'exercice, mais qu'ils se rétrécissent par une trop longue inaction. Il en est d'eux comme de ces cavités ou canaux de l'intérieur des animaux, estomac, intestins, vaisseaux, qui se resserrent ou se bouchent tout-à-fait quand les substances solides ou fluides qui doivent les traverser cessent d'y passer. Il en est ainsi encore dans les choses de l'ordre moral : n'usez pas d'un privilége, vous le perdez: l'affection qu'on ne cultive pas s'éteint.

Cicéron revient fort souvent dans son livre de la *vieillesse*, sur la nécessité de l'exercice du corps et les avantages que l'on en retire, tant il est pénétré de cette vérité que son esprit d'observation lui faisait rencontrer à chaque pas. Au point de vue physiologique où la science nous place aujourd'hui, que de choses curieuses il y aurait à dire à l'appui de ces remarques si, justifiées qu'elles sont déjà par tant de preuves, elles en demandaient de nouvelles. Un mot pourtant encore à ce sujet, si vous le permettez, Messieurs.

La nature a donné à nos organes, dans la prévision des fonctions qu'ils doivent remplir, la forme, le volume, l'épaisseur, l'élasticité et une structure particulière à chacun d'eux. Elle leur a donné des nerfs d'une nature spéciale et encore inconnue, ou à peu près inconnue jusqu'ici, des vaisseaux de diverses sortes, artères, veines, lymphatiques, toutes parties formées elles-mêmes d'éléments microscopiques dont nos moyens d'exploration, de jour en jour plus puissants, nous découvrent l'infinie variété, sans nous apprendre jusqu'ici ce que font ces infiniment petits. Tous ces organes sont liés par une solidarité admirable qui ne souffre pas la suspension d'action d'un seul d'entre eux, sans compromettre l'ensemble. Et bien, avec cette admirable harmonie tout n'était pas fait encore. A l'action moléculaire et au mouvement propre et de totalité dont chacune de ces parties est animée, il fallait le mouvement général, celui de tout le corps. l'exercice enfin, l'exercice auquel nous poussent des instincts irrésistibles Ainsi donc, la digestion, l'absorption, la respiration, la circulation, les sécrétions. les excrétions, toutes fonctions qui peuvent se faire dans le repos le plus absolu et par la seule action de leurs organes respectifs. sont singulièrement aidées par les mouvements partiels ou généraux de notre corps. De là vient que l'enfance, où les fonctions nutritives sont les plus actives. est aussi l'âge où les mouvements généraux sont le plus nécessaires: delà encore cette impulsion au mouvement à laquelle les enfants ne peuvent résister : *Chair qui croît n'a pas d'arrêt*, dit-on dans notre pays et dans d'autres pays sans doute; car ces espèces de sentences ou d'aphorismes populaires, qui expriment des faits d'observation, sont de tous les temps et de tous les lieux. Les mouvements de totalité de l'être vivant lui sont si nécessaires, comme un auxiliaire général des fonctions de chaque organe, que la nature en a pourvu les végétaux eux-mêmes. Nous avons lu devant vous, Messieurs, il y a quelques années. un petit travail sur les mouvements des végétaux, mouvements de totalité, véritable locomotion aérienne qui répond à la locomotion proprement dite des animaux. Nous cherchions à démontrer que l'agitation que le vent, dans toutes ses nuances de force et de vitesse. détermine dans les plantes, de la plus petite à la plus grande, du brin d'herbe qui oscille à l'arbre le plus élevé qui se balance gracieusement dans l'air, ou d'autres fois semble se tordre dans des convulsions, est un véritable exercice. Puis, assimilant sans effort cette locomotion aérienne à la locomotion proprement dite des animaux, qui aide puissamment à la circulation du sang et des autres liquides, nous trouvions que la première aidait aussi puissamment à la circulation de la sève, ce sang des végétaux. Les cultivateurs disent : *voilà de bon vent qui va faire pousser nos blés.* Cette locution ne répond-t-elle pas parfaitement à celle qui dit : *Chair qui croît n'a pas d'arrêt.*

Il ne faut pas croire, Messieurs, qu'en citant des cas exceptionnels de belle vieillesse, tels que ceux de Massinissa, d'Appius et d'autres encore qui, octogénaires, ou même nonogénaires, étaient les plus dispos du monde, il ne faut pas croire, dis-je, que Cicéron n'ait eu en vue que ces rares exemples pour réhabiliter les vieillards. On peut être un beau vieillard, apte à bien des choses encore, malgré l'affaiblissement des organes, qui est un des effets les plus ordinaires de l'âge avancé. A ceux qui reprochent à la vieillesse de n'avoir plus de forces, il répond : « Mais on ne lui demande pas d'en avoir ;
« ni les lois, ni les mœurs n'imposent à notre âge
« des fonctions qui ne puissent s'accomplir sans
« vigueur corporelle ; bien loin d'exiger de nous

« l'impossible, on ne nous demande pas même tout « ce que nous pouvons. »

Enfin on voit bien par là, et par plusieurs passages du livre, que c'est plutot par les facultés intellectuelles qui, ne subissant pas toujours, ni toutes, la même dégénération que le corps, deviennent, au contraire, parfois plus fortes et plus régulières, que c'est par là surtout que les vieillards ont encore un beau rôle à jouer dans le monde. Tous les peuples en effet n'ont-ils pas reconnu cela comme vrai, en faisant entrer presque toujours, et dans leurs divers modes de gouvernements, un conseil composé de vieillards? Mais si l'on a toujours été obligé de défendre la vieillesse, du temps de Cicéron, comme il le faudrait faire encore de nos jours qu'on la dépossède d'une foule d'emplois même en y faisant participer la loi, c'est que l'on a toujours confondu la vieillesse valide avec la vieillesse imbécile, folle, crédule, oublieuse, qui est celle des vieillards de comédie dont parle Cécilius cité par Cicéron.

L'affaiblissement de la mémoire se trouvant parmi les défauts reprochés à la vieillesse, Cicéron n'oublie pas d'y faire répondre par son principal interlocuteur.

Ici encore nous retrouvons des préceptes d'hygiène et pour le corps et pour l'esprit. « Sans doute, « dit Caton, la mémoire s'affaiblit si vous ne l'exer- « cez pas, ou si vous avez un esprit ingrat. Que « de choses renferme la mémoire des jurisconsultes,

« des pontifes, des augures, des philosophes parvenus à la vieillesse! Le vieillard conserve tout son esprit pourvu qu'il ne renonce ni à l'exercer, ni à l'enrichir; et je ne parle pas seulement, ajoute-t-il, d'une vieillesse des grands citoyens et des hommes d'État, mais de celle qui s'écoule dans la vie privée. Sophocle, (c'est toujours Caton qui parle) dans son extrême vieillesse, composait encore des tragédies. On l'accusait de négliger son patrimoine pour cultiver la poésie, et ses fils l'appelèrent en justice pour le faire interdire comme fou, au nom d'une loi semblable à celle de Rome, qui ôte la gestion de leurs biens aux pères qui les dissipent. On dit que le vieillard lut aux juges son Œdipe à Colone qu'il tenait à la main et qu'il avait tout récemment composé, et leur demanda ensuite si c'était là l'œuvre d'un fou. »

Par cette enquête de l'intelligence, la justice d'Athènes faisait alors et déjà ce que prescrit de faire la justice de nos jours, ce que font nos tribunaux par eux-mêmes et font faire par des experts médecins. Ces cas ne sont pas assez rares, à ce qu'il paraît, et il n'est pas mal de le répéter.

« Un vieillard, dit toujours Caton, ne peut faire honneur à une belle table, et de fréquentes libations lui sont interdites. C'est dire qu'il ne connaît ni l'ivresse, ni les indigestions, ni les insomnies. » Ce sont là déjà des correctifs, des adoucissements à ce défaut des vieillards de ne pouvoir faire ni de fréquentes libations, ni des dîners sans fin. Mais Caton, ou mieux Cicéron, en trouve encore d'autres. « S'il « est vrai, dit Caton qu'il faille donner quelque « chose à l'agrément, et qu'on ne puisse tout-à-fait « résister aux charmes du plaisir que Platon nomme « l'appât du mal, parce que les hommes s'y laissent « prendre comme les poissons à l'amorce, avouons « que les vieillards, tout privés qu'ils sont des « grands festins, peuvent encore trouver quelque « jouissance dans leurs modestes repas. Je n'ai pas « besoin, dit encore Caton, de parler des autres: je « suis ici assez riche de mon fonds : d'abord j'ai « toujours eu des compagnons de table. Ce qui « fesait l'agrément de mes repas ce n'était pas tant « la saveur des mets que la société et la conversa- « tion de mes amis... Mais si l'on veut à toute force « qu'il soit ici question des plaisirs de table, je ne « prétends pas déclarer une guerre d'extermination « à la volupté, qui a peut-être quelquefois la nature « de son parti : (qui a la nature de son parti voilà bien, Messieurs, de ces heureuses parenthèses de Cicéron), « je ne vois pas comment la vieillesse nous « ôterait le sens des plaisirs de cette espèce. » Je continuerai jusqu'au bout la citation quoique déjà un peu longue, Messieurs, parce que l'on trouve jusque dans les détails de ces fêtes intimes et de tous les jours, encore quelque chose de cette hygiène que Cicéron semait çà et là dans ses écrits.

« D'abord, (c'est toujours Caton qui parle), je

« suis très partisan des royautés de table établies « par nos ancêtres, et du discours prononcé, le « verre à la main, et selon l'usage du vieux temps, « par le roi du festin... J'aime ces petites coupes « dont il est parlé dans le banquet de Xénophon, « qui distillent la liqueur goutte à goutte »

N'est-ce pas là l'origine des *petits coups* de Béranger ? Notre traducteur trouve dans ce qui précède l'occasion de rappeler avec assez d'àpropos ces vers d'Horace :

« Narratur et prisci Catonis
« Sœpe mero caluisse virtus. »

Un peu plus loin Caton, qui veut parler de tout ce qui peut concerner la vieillesse, arrive à parler d'autres plaisirs. Il commence par citer cette réponse de Sophocle devenu vieux à qui on demandait s'il usait encore des plaisirs de l'amour? « Que les « Dieux m'en préservent, dit Sophocle ; je m'en « suis affranchi de bon cœur comme d'un maître « furieux et sauvage. »

Il paraît pourtant que Caton à la place de Sophocle n'eût pas fait une réponse aussi ferme et aussi accentuée ; car quelques lignes plus bas il dit : « que « cette coupe, pour être moins pleine dans la vieil- « lesse, n'est pas, il s'en faut, entièrement épuisée.» Et il finit par cette comparaison : « Quand Ambivius « Turpio (acteur célèbre) est sur la scène, ceux qui « sont placés au premier rang jouissent mieux de « son jeu; mais ceux qui sont au dernier en jouissent

« encore : tout pareillement la jeunesse qui voit les « voluptés de près y trouve sans doute plus d'agré- « ment, mais la vieillesse, qui les regarde d'un peu « loin, sait encore les goûter d'une manière suffi- « sante. »

Il faut dire ici que Cicéron avait 63 ans lorsqu'il écrivait son traité de la vieillesse, et qu'il s'était remarié avec une jeune personne un an auparavant.

Dans tout cela, Messieurs, que de conseils hygiéniques donnés à la vieillesse : on ne lui dit rien de plus de nos jours.

Mais est-ce seulement pour les vieillards qu'on trouve de sages avis dans ces pages ? Non. Caton après avoir loué la vieillesse de n'être plus en butte à ce qui souvent devient vice dans la jeunesse, rapporte à ses jeunes interlocuteurs les paroles d'Archytas, philosophe de Tarente, qui vivait 400 ans avant J.-C., paroles qui doivent être, au point de vue de l'hygiène physique et morale, un préservatif de l'abus des plaisirs de l'amour. « Il n'est pas « dans toute la nature, disait Archytas, de peste plus « dangereuse que les voluptés du corps ; elles allu- « ment les passions, elles déchirent et bouleversent « l'homme. Les trahisons, les perfidies, le viol, « l'adultère en sont les conséquences. » Archytas ajoutait, pour rendre la chose plus sensible : « Ima- « ginez un homme plongé dans la volupté la plus « vive qu'il soit donné à notre nature de sentir, et « dites-moi, qui que vous soyez, s'il n'est pa

« démontré pour vous qu'un tel homme, dans cet « excès de jouissance, est absolument incapable de « penser, de juger, d'entendre? Il n'y a donc rien « de plus dangereux et de plus détestable que la « volupté, puisque toutes les fois qu'elle est vive et « qu'elle dure, elle éteint toute lumière dans « l'esprit. » A-t-on jamais dépeint, depuis Cicéron, d'une manière aussi saisissante, les ravages faits dans l'esprit par l'abus des plaisirs ?

C'est surtout aux jouissances de l'agriculture, qui remplacent d'autres plaisirs, et que l'on peut goûter jusque dans l'extrême vieillesse, que Cicéron s'arrête. Comme il décrit avec bonheur et en naturaliste la germination, le développement de la plante, la culture de la vigne qu'il aime, non-seulement pour la vue de ses grappes dorées ou des vins qu'elle produit, mais parce qu'il la cultive « en disposant « ses supports, liant les sarments, propageant les « boutures, émondant les ceps trop chargés, retran- « chant ou replantant les rameaux... » On dirait un commencement d'idylle. Voyez encore ce qu'il dit de l'abonnance de toutes choses dont ces heureux vieillards jouissaient dans leurs maisons rustiques. « Un maître de maison vigilant et écononome, dit « Caton, a toujours ses celliers remplis de vin et « d'huile, ses offices bien garnis, une abondance de « toutes sortes de provisions dans sa campagne: il a « des porcs, des chevreaux, des agneaux, des poules, « du lait, du fromage, du miel. Le jardin est un

« second office, comme on le disait alors: et dans « les moments de loisirs la chasse vient apporter les « dernières pièces à ce service digne des rois. » Et il ajoute pour finir « que la jeunesse garde pour elle « les armes, les chevaux, les javelots, le bâton et la « paume, la nage et la course; qu'elle nous laisse « de tant de jeux différents les osselets et les dés ; « et encore qu'elle ne se contraigne pas, car la « vieillesse peut s'en passer et être heureuse. »

Avez-vous remarqué, Messieurs, que Caton, dans son hygiène toujours fondée sur la nature, n'exclut pas la chasse des plaisirs de la verte vieillesse ?

Comme on voit bien dans cette antithèse la différence d'hygiène prescrite par la nature soit à la jeunesse, soit à la vieillesse. Mais cette belle et douce hygiène, que les vieillards trouvaient dans la vie des champs et des jardins telle que pouvaient se la donner Caton et Cicéron, qui tous deux avaient plusieurs campagnes, était déjà du temps de l'un et de l'autre, le bonheur de peu d'élus; et il en est encore ainsi du nôtre.

Ne croirait-on pas, en lisant ces heureuses lignes, que celui qui les traçait était l'homme le plus heureux du monde? hélas! non; c'était, au contraire, dans l'un des plus douloureux moments de sa vie, lorsque la patrie était en proie à des guerres civiles, quand cette liberté politique qu'adorait Cicéron était perdue pour toujours: quand à chaque moment il devait craindre la venue des sicaires envoyés par

Antoine, crainte trop bien fondée puisqu'ils vinrent en effet peu de temps après l'assassiner dans sa retraite.

Singulier contraste! c'est quand Cicéron est en proie aux plus grands tourments qui peuvent agiter une âme généreuse comme la sienne, que son esprit se complait à retracer les plus douces images de la vie champêtre! Il avait alors 64 ans, et il n'avait plus que quelques mois à vivre, et il pouvait prévoir, par les avis que ses amis lui donnaient, le genre de mort qui l'attendait!

Ce contraste, Messieurs, la nature semble quelquefois le faire naître à dessein dans le cœur de l'homme dans ces moments où il ne peut plus douter sa fin prochaine. C'est comme pour faire une douce, mais courte diversion, à ses biens tristes et bien terribles pensées. Il n'est même pas rare de voir des moribonds arrêter leur esprit sur les moments heureux de leur existence. Je me rappelle toujours avec un sentiment d'affectueuse piété, votre collègue, notre excellent et distingué maître, le docteur Barbier, à son lit de mort, se sachant en proie à un mal implacable. Il aimait, quand la douleur lui laissait quelque répit, il aimait à se rappeler une belle journée d'herborisation, passée sous un beau ciel, dans les champs ou dans la forêt: il revoyait en souriant la lisière du bois où l'on se reposait, où l'on faisait une collation frugale, en vue de sites pittoresques.... Mais le retour en lui-même se faisait bientôt sans doute, car une larme silencieuse moullait sa joue.

En lisant ce beau traité de la vieillesse, avec l'idée de glaner tout ce que nous y trouverions de médical, nous nous sommes rangé au plus vite au sentiment d'Erasme cité par le traducteur qui nous a servi de guide. « Je ne sais point ce qu'éprouvent les autres « en lisant Cicéron, dit Erasme, mais je sais bien « que toutes les fois qu'il m'arrive de le lire (ce que « je fais souvent), il me semble que l'esprit qui a « pu produire de si beaux ouvrages renfermait « quelque chose de divin. »

Ce quelque chose de divin qui, par sa nature, va si directement au cœur, fait sentir le besoin de lire et de relire les œuvres de ces hommes d'élite, grands penseurs, créés, selon toute apparence, pour instruire la foule, et placés évidemment dans ce but par la Providence, ça et là parmi les peuples. Pourquoi donc ne pas faire connaître ces œuvres divines, par des extraits choisis et courts, à la multitude qui a, on peut le dire, des instincts de littérature et de philosophie, comme on peut le voir par son langage figuré et souvent sentencieux ? Cela lui vaudrait mieux sans doute que la nourriture creuse et peu substantielle que lui sert chaque jour, et à profusion, ce qu'on appelle aujourd'hui la petite presse. Il semble, qu'elle aussi, veuille concourir à rétrécir l'esprit humain ! Ce serait faire de cette hygiène de l'intelligence, recommandée encore par Cicéron et qui finirait par porter ses fruits, comme l'hygiène proprement dite à laquelle on s'applique si heureusement depuis quelque temps, porte déjà les siens. Le sentiment d'Erasme à l'égard de Cicéron a été celui de bien des philosophes et de Montaigne en particulier qui disait du livre *de la vieillesse:*

« Il donne appétit de vieillir. »

www.ingramcontent.com/pod-product-compliance
Ingram Content Group UK Ltd.
Pitfield, Milton Keynes, MK11 3LW, UK
UKHW020520180726
13839UKWH00005B/2207

9 782329 425344